HISTOIRE STATISTIQUE
DU CHOLÉRA-MORBUS

DANS LE QUARTIER

DU FAUBOURG SAINT-DENIS

(5ᵐᵉ ARRONDISSEMENT.)

PENDANT LES MOIS D'AVRIL, MAI, JUIN, JUILLET, AOUT ET SEPTEMBRE.

PAR M. F. MOREAU,

Docteur en médecine, ancien Interne des Hôpitaux civils, Membre et Secrétaire-rapporteur de la Commission de salubrité du quartier du faubourg Saint-Denis, Médecin de l'ambulance temporaire du cinquième arrondissement, Médecin titulaire de la Société protestante de prévoyance, Membre du Comité médical de cette Société, etc.

> Desunt inde aliqua, et hic mihi allegantur, quorum omnis dubitatio plerumque est nulla litibus.
> (Plurim. dmed. quaest. 1.)

Prix : 2 fr.

De vend au profit des Orphelins des Cholériques.

PARIS.

A LA MAIRIE DU CINQUIÈME ARRONDISSEMENT,
RUE DU FAUBOURG, Nᵒ 20.

CHEZ L'AUTEUR, RUE D'ENGHIEN, Nᵒ 14.

1832.

HISTOIRE STATISTIQUE

DU CHOLÉRA-MORBUS.

IMPRIMERIE DE E. DUVERGER,
RUE DE VERNEUIL, N 4.

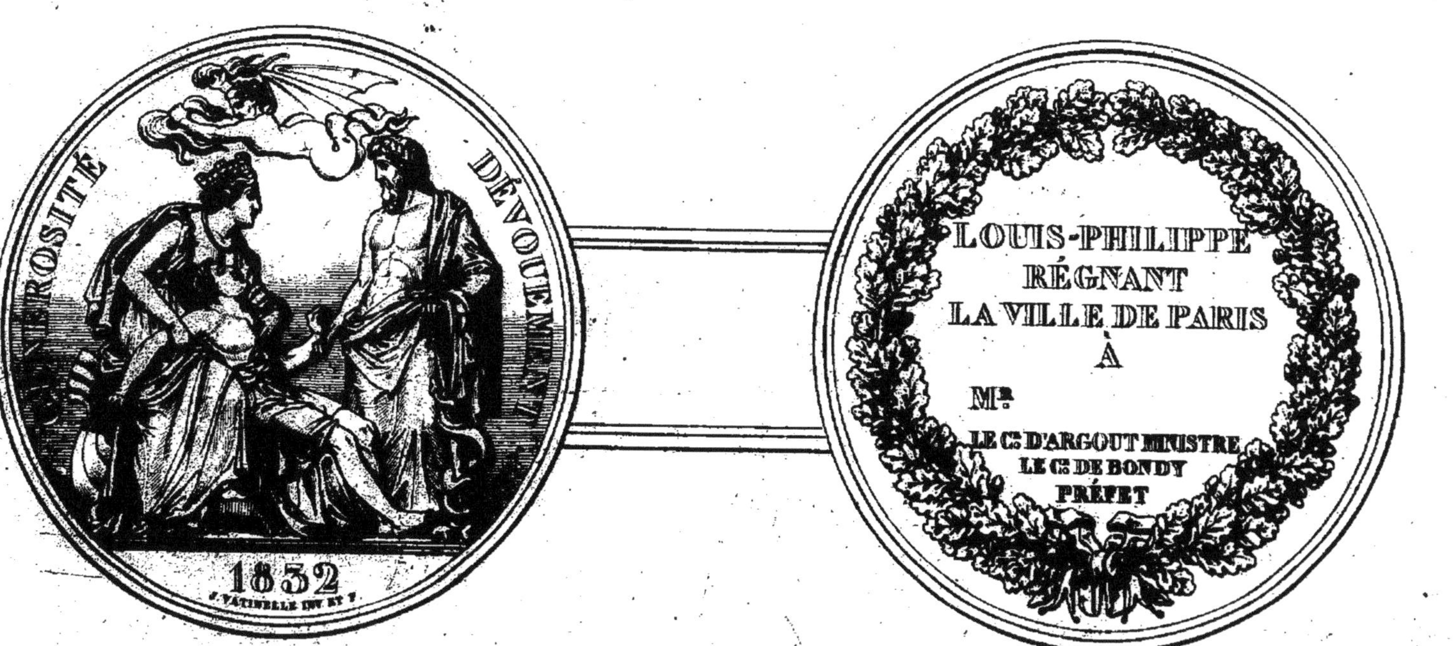

Normand fils et Besnard Sc.

HISTOIRE STATISTIQUE

DU CHOLÉRA-MORBUS

DANS LE QUARTIER

DU FAUBOURG SAINT-DENIS

(5ᵉ ARRONDISSEMENT.)

PENDANT LES MOIS D'AVRIL, MAI, JUIN, JUILLET, AOUT ET SEPTEMBRE.

PAR M. F. MOREAU,

Docteur en médecine, ancien Interne des hôpitaux civils, Membre et Secrétaire-rapporteur de la Commission de salubrité du quartier du faubourg
Saint-Denis, Médecin de l'ambulance temporaire du cinquième arrondissement, Médecin titulaire de la Société protestante de prévoyance, Membre
du Cercle médical de cette Société, etc.

> Dicendum est, sed ita ut nihil affirmem, quæram
> omnia dubitans plerumque et mihi diffidens.
> (PLATO. Acad. quæst. 2.)

Prix : 2 fr.

Se vend au profit des Orphelins des Cholériques.

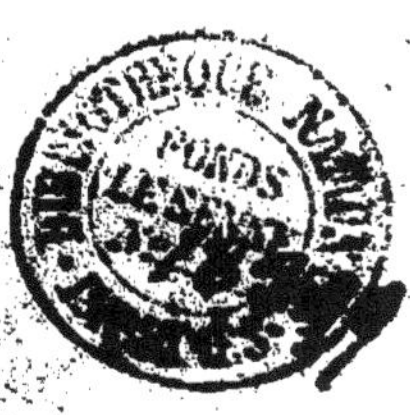

PARIS.

A LA MAIRIE DU CINQUIÈME ARRONDISSEMENT,

RUE DE BONDY, Nᵒ 20.

CHEZ L'AUTEUR, RUE D'ENGHIEN, Nᵒ 14.

1833

A Monsieur le comte Taillepied de Bondy, Pair de France, Préfet du département de la Seine.

Son très humble Serviteur,

M. F. Moreau,
D. M. P.

On nous dira peut-être que nous avons bien tardé et que le moment n'est plus opportun pour la publication d'un pareil ouvrage ; nous le pensons aussi , mais nous ferons observer que des recherches de cette nature ne sauraient être faites trop lentement, que d'ailleurs, embrassant toute la durée de l'épidémie (et c'est le seul jusqu'à ce jour), notre travail a nécessité de plus longues et minutieuses investigations ; enfin qu'il ne s'agissait pas pour nous de remporter le prix de la course.

Nous témoignerons ici toute notre gratitude aux deux artistes distingués, MM. Be-

NARD et LENORMAND qui, voulant concourir à cette œuvre philantropique, ont reproduit dans la gravure qui est en tête de cet ouvrage, la médaille décernée par la ville de Paris, à l'occasion du Choléra.

Le talent est toujours généreux!

HISTOIRE STATISTIQUE

DU CHOLÉRA-MORBUS

DANS LE QUARTIER

DU FAUBOURG SAINT-DENIS.

Introduction. — Topographie du quartier.

Pour tracer l'histoire générale de l'épidémie qui a désolé la ville de Paris, pour obtenir la solution d'une foule de points importans dans cette histoire, la connaissance des faits de détails est d'une absolue nécessité : il faut en quelque sorte suivre cette épidémie pas à pas, non-seulement dans chaque quartier, mais encore dans chaque rue, dans chaque maison; pénétrer, s'il est possible, dans les habitations, et posséder sur chacune de ces localités des documens exacts. Or, comme une semblable tâche ne peut être accomplie par un seul homme (ce qui serait préférable), des observateurs consciencieux et placés favorablement pour ce genre de recherches doivent préparer les matériaux qui serviront un jour à la construction de l'édifice. C'est dans ce but que durant et après l'épidémie, nous avons longuement et péniblement rassemblé les faits que nous publions aujourd'hui ; faits qui, réunis à ceux publiés par les observateurs qui nous ont précédé dans cette carrière et par ceux qui nous y suivront, pourront servir aux écrivains qui s'occuperont de l'histoire du choléra et jeter quelque lumière sur les points les plus obscurs de cette cruelle maladie.

Ici nous devons faire connaître à quelles sources ont été puisés nos renseignemens. Le registre du bureau de secours du faubourg Saint-Martin où nous fîmes le service, les notes journalières que nous prenions sur les malades qui réclamaient les secours de ce bureau, des enquêtes à domicile dans lesquelles nous avons été puissamment aidé par nos collègues de la commission de salubrité, nous ont donné le nombre des cholériques : et par cholérique nous entendons tout individu chez lequel ont existé soit simultanément, soit successivement, le vomissement et la diarrhée caractéristique, les crampes, le refroidissement et le *facies* cholérique. Nous avons écarté de notre liste les cholérines, les simples diarrhées, les affections variées des organes digestifs ou des centres nerveux, qui, liées manifestement à l'existence de l'épidémie, mais ne la constituant pas, se sont offertes chez un grand nombre de sujets.

Lorsque dans nos recherches un fait nous a paru douteux, nous avons demandé à nos confrères qui avaient soigné le malade des renseignemens qui détruisaient ou confirmaient le doute.

Pour établir le chiffre de la mortalité, nous avons compulsé avec soin les bulletins de décès déposés à la mairie, bulletins que M. le maire fit mettre à notre disposition, et nous avons puisé à la préfecture les documens nécessaires pour connaître les décès arrivés dans les hôpitaux étrangers à l'arrondissement.

Alors sur un registre nous avons pu avec certitude inscrire les malades rues par rues, maisons par maisons, et dans des colonnes séparées indiquer l'âge, le sexe, la profession, l'étage habité par les malades, la date de l'invasion, celle de la terminaison favorable ou funeste, enfin les détails sur la population, la salubrité des habitations, le genre de vie des habitans, leur état d'aisance ou d'indigence, renseignemens précieux que nous ont fournis les bulletins sanitaires que la commission de salubrité avait dressés pour les maisons du quartier.

C'est, appuyé sur ces faits recueillis sans idées préconçues et dont nous garantissons toute l'exactitude, que nous essayons de tracer cette esquisse de statistique médicale ; mais pour son intelligence il est utile de donner un rapide aperçu du quartier du faubourg Saint-Denis.

Ce quartier, qui fait partie du cinquième arrondissement municipal, est situé au nord de Paris ; il présente la forme d'un parallélogramme très allongé, assez régulier, dont le plus grand diamètre se dirige du nord au sud. Ses limites sont tracées au midi par le boulevard Saint-Denis ; au nord par le mur d'enceinte extérieure qui se prolonge de la barrière de la Villette à celle Saint-Denis ; à l'est par le côté gauche du faubourg Saint-Martin ; à l'ouest par le côté droit du faubourg Saint-Denis. Ainsi la barrière de la Villette et celle Saint-Denis forment les deux angles nord, la porte Saint-Martin et celle Saint-Denis les deux angles sud de ce quartier [1].

Les deux rues principales (le faubourg Saint-Denis et le faubourg Saint-Martin), courent parallèlement du nord au midi ; larges, bien ventilées, conduisant à des routes royales de première classe, elles sont très passantes et très commerçantes, surtout vers la ville ; plusieurs rues et passages les font communiquer entre elles ; ce sont les rues Neuve-Saint-Jean, de la Fidélité, Saint-Laurent, Neuve-Chabrol, Lafayette, le chemin de ronde et les passages de l'Industrie, Brady et du Désir ; d'autres se dirigent avec elles du nord au midi : ce sont les rues Neuve de la Fidélité, de la Charité, Château-Landon, de la Chapelle.

L'ensemble des maisons est bâti sur une pente

(1) Un coup d'œil jeté sur un plan de Paris donnera mieux que notre description une juste idée du quartier.

assez rapide [1], qui des barrières se prolonge jusqu'à la rue Neuve-Saint-Jean, et qui favorise au moins dans la partie supérieure du quartier l'écoulement des eaux pluviales et ménagères et la propreté des chaussées.

Considéré hygiéniquement, le quartier dont nous nous occupons peut se diviser en deux régions à peu près égales en étendue, mais offrant sous d'autres rapports des différences remarquables : une dite supérieure comprise entre le mur d'enceinte et la rue Saint-Laurent, une inférieure qui de cette rue s'étend jusqu'au boulevard Saint-Denis.

Si nous parcourons d'abord cette dernière région, nous remarquons que les maisons pressées les unes contre les autres sont très élevées, beaucoup d'entre elles ont cinq et six étages ; les grandes cours, les jardins vastes sont rares ; les deux faubourgs dont le sol offre une pente peu sensible sont ordinairement sales et boueux ; les rues collatérales, les passages sont étroits et présentent également un sol humide ; enfin la population plus nombreuse occupe moins d'espace que

(1) Voici les hauteurs (au-dessus du o de l'échelle du pont de la Tournelle) des quatre angles du quartier.

Barrière Saint-Denis................ 28,09 mètres.
Porte Saint-Denis................ 10,29
Barrière de la Villette......... 25,52
Porte Saint-Martin........... 9,62

Ainsi, dans son ensemble, le quartier offre en moyenne, des barrières au boulevard Saint-Denis, une pente de 16,85 mètres.

dans la région supérieure. Mais aussi beaucoup d'activité et de commerce, des boutiques à tous les rez-de-chaussées et par suite plus d'aisance chez les habitans qui sont en majorité commerçans, employés, rentiers, ouvriers plus ou moins aisés. Cette portion du quartier présente en outre un grave inconvénient que l'on rencontre plus rarement dans l'autre et qui tient à la conformation physique du sol. Situés au-delà des anciens remparts de la ville, les terrains sur lesquels ont été élevées les maisons étaient au-dessous du niveau des deux faubourgs ; il eût été convenable de les exhausser lors des constructions, mais c'est ce qui n'a pas été fait ; aussi généralement le sol des cours est-il plus bas que celui des faubourgs, et les eaux pluviales et ménagères n'ayant pas d'écoulement sur la voie publique, il est devenu nécessaire de creuser des puisarts dans les cours, cause puissante d'insalubrité pour beaucoup d'habitations.

La région du quartier que par sa position nous appelons supérieure présente un tout autre aspect ; là, les deux faubourgs doublent et triplent même la largeur qu'ils présentaient inférieurement ; les maisons moins rapprochées diminuent de hauteur, le plus grand nombre n'a que deux étages ; les cours, les jardins acquièrent de vastes dimensions ; d'immenses terrains vagues ou cultivés en jardins maraîchers, et sur lesquels existent çà et là quelques rares constructions, cinq à six rues à peine pavées et peu peuplées indiquent assez que, quoique dans Paris, on est véritablement dans un faubourg. Cette région supérieure est surtout habitée par la classe ouvrière peu aisée, les journaliers, les indigens [1].

Telles sont les différences que nous avons cru devoir signaler dans ces deux divisions du quartier, différences topographiques, différences hygiéniques; mais surtout différences dans l'aisance des habitans : plus tard nous verrons dans quelles proportions ces deux régions ont souffert de l'épidémie.

Le quartier du faubourg Saint-Denis comprend dans son enceinte :

15 rues.

1 boulevard.

4 passages.

1 impasse.

1 place.

3 barrières.

1 hôpital.

1 communauté de frères.

Ses maisons, en comptant celles des passages, sont au nombre de 424 ; sa population d'après le recensement de 1831 est de 16,798 habitans, dont 8,003 du sexe masculin, et 8,795 du sexe féminin [2].

(1) Sur 778 familles indigentes qui existent dans le quartier du faubourg Saint-Denis, 438 habitent la portion supérieure, 530 l'inférieure.

(2) Le recensement que nous avons fait nous a donné un chiffre plus élevé, 18,011 ; mais en tenant compte de l'émigration causée par la

SECTION PREMIÈRE.

Établissement des bureaux de secours et de l'ambulance temporaire. — Début et durée de l'épidémie. — Nombre des malades et des morts.

Trompant toutes les prévisions, intervertissant en quelque sorte sa marche ordinaire, le choléra s'était déclaré à Paris le 26 mars; cependant le 30 notre quartier ne présentait encore aucuns malades lorsque M. Bourgeois, maire de l'arrondissement, convoqua à la mairie les présidens et les secrétaires des commissions de salubrité. Dans cette réunion la nécessité d'établir promptement les bureaux de secours fut universellement reconnue. Surpris par l'épidémie, dans ce premier moment de trouble et d'émotion il fallait improviser personnel et matériel, car tout manquait : toutefois les difficultés s'aplanirent devant le patriotisme et le dévouement du maire et de ses adjoints, MM. d'Hubert et Vilcoq, ainsi que des membres composant les commissions. Deux de ces honorables citoyens, MM. Dubreuil [1] et Labalte, offrirent gratuitement un local convenable

frayeur du choléra, émigration qui surtout s'est fait remarquer dans les maisons garnies, nous avons dans nos calculs rabaissé la population au chiffre officiel 16,798.

(1) M. Dubreuil, président de la commission de salubrité du quartier Montorgueil, accablé par les fatigues que lui causa l'organisation du bureau de secours de ce quartier, succomba peu de jours après à une attaque du choléra, victime de son dévouement à la chose publique.

dans leurs propriétés, et M. le maire désigna, séance tenante, une commission dont nous fîmes partie, chargée de l'organisation de deux bureaux de secours pour l'arrondissement.

La mission d'établir le bureau qui devait desservir les quartiers du faubourg Saint-Denis et du faubourg Saint-Martin nous était plus spécialement confiée; puissamment secondé par M. Renouard, président de la commission de salubrité de notre quartier, par MM. Richard et Vée, pharmaciens, et par M. Labalte, nous dûmes à leur active coopération d'ouvrir notre poste médical le 1er avril à six heures du matin, et de voir le service assuré pour quarante-huit heures.

Dès cette première journée, plusieurs cas graves de choléra se présentèrent; les jours suivans le nombre des malades et des consultations augmenta progressivement; la population, un instant égarée par les bruits absurdes d'empoisonnement que des hommes de désordre et de sang se plaisaient à semer, revint à des idées plus saines; justement alarmée elle afflua dans notre bureau et vint demander à la science et à la philantropie des conseils et des secours. Nous ne dirons pas les fatigues et pendant quelques jours les périls auxquels s'exposèrent avec le plus noble dévouement tous les membres de notre poste médical, nous tairons leur inépuisable bienfaisance, le courage qu'ils déployèrent pendant l'épidémie, et dont ils furent dignement récompensés par les bénédictions du pauvre. *Recte facti fecisse merces est : officii fructus, ipsum officium est* [1].

Il nous reste à parler de l'établissement d'une ambulance temporaire, que l'arrondissement dut à la sollicitude paternelle de M. le maire, ambulance destinée à recevoir les indigens du cinquième arrondissement. Notre confrère M. Beaude fut chargé de son organisation ; le local servant à l'enseignement gratuit des garçons fut mis à sa disposition. Les frères des écoles chrétiennes contribuèrent avec le plus louable empressement à cette œuvre philantropique, ainsi que les habitans aisés, en fournissant gratuitement des lits, des matelas, du linge, etc., etc. ; le 18 avril, deux salles de trente lits chacune furent ouvertes aux choléri-

[1] Voici les noms des membres du bureau de secours :

Médecins: MM. Audiat, Bacherot, Blazy, Bossion, Bouneau, Bréon, Dausse, Fleury, Jabin, Lépine, Martin, Martin (A. F.), Saint-Martin, Mathey, Maugé, Maurial, Montée, Moreau, Nicot, Noel-Dalvigny, Olinet, Olmade, Piéplu, Poultier, Rathery, Saintard, Terrier, Voisenet.

Pharmaciens. MM. Albeyspeyres, Barthe, Birun, Dausse, Follope, Guilbery, Quoniam, Richard, Séjournée, Thiou, Vée.

Élèves en médecine. MM. Rabaud, Berthier, de Boret, Chassagne, Langlade, Lataud, Navard, Rey, Rossignol, Savoye (Émile), Villars, Voisenet.

Pour assurer le service, enregistrer les malades, distribuer les secours de linges, couvertures, etc., etc., M. le maire désigna les notables dont les noms suivent et qui, à tour de rôle, restaient trois heures au bureau.

MM. Ballu, Blaze, Colliard, Chatenet, Deconcby, Demay, Denuelle, Desruelles, Dreyfus, Fascié, Flichy, Gaudy, Grelot, Grillon, Hemery, Julian, Labalthe, Lasson, Legrand, Levainville, Monod père, Monod fils, Mugnier, Ozanne, Poisat, Renouard, (Hilaire), Thomas, Vassal, Vatteville.

ques, et nous fûmes désigné avec MM. les docteurs Beaude, Bréon et Sterling, pour y faire le service médical; MM. Frère et Petit-Cuenot nous secondèrent comme élèves internes avec un zèle remarquable. Formé dans les premiers jours de mai, cet hôpital pendant sa courte existence rendit de grands services à la classe indigente.

Nous avons cru ces détails, nécessaires pour copléter l'historique du quartier; maintenant nous allons entrer en matière.

Début de l'épidémie. Depuis le commencement de mars, quelques cas de cholérine s'étaient manifestés dans le quartier; présentant peu de gravité, ils s'étaient terminés favorablement; il en fut de même d'une malade qui offrit des symptômes de choléra plus tranchés. Cette femme, portière du n° 120, faubourg Saint-Denis, âgée de quarante-six ans, occupant dans une maison propre et saine une loge vaste et peu humide exposée au levant, fut prise spontanément le 14 mars de vomissemens et déjections très-liquides blanchâtres, semblables à de l'eau de riz, avec crampes, refroidissement du corps, anxiété précordiale; soignée par notre confrère le docteur Saint-Martin, une potion éthérée et opiacée, les révulsifs sur la peau, les boissons stimulantes, firent justice de ces symptômes graves qui laissèrent la malade dans un état de faiblesse dont elle se releva difficilement. Ce premier exemple de choléra assez intense passa en quelque sorte inaperçu; mais bientôt d'autres faits se succédèrent. Le 31 mars, la femme Renaud, ouvrière, âgée de vingt-trois ans, demeurant rue Neuve-Saint-Jean, n° 12, dans une maison pauvre et sale, fut attaquée de choléra; transportée à l'hôpital Saint-Louis, elle y mourut le 5 avril. Le 1er avril, le nommé Léchopié, journalier, âgé de cinquante-sept ans, habitant dans l'infect et sale impasse de l'Égoût (faubourg Saint-Martin) un rez-de-chaussée humide, fut pris de phénomènes cholériques et mourut à l'hôpital Saint-Louis, le lendemain. Notre intention n'est pas d'énumérer un à un tous les faits de choléra, de les indiquer jour par jour; bornons-nous donc à ces trois premiers cas qui nous serviront à préciser la date de l'invasion dans le quartier. Or, en écartant la portière du n° 120, nous avons la femme Renaud, dont la maladie date du 31 mars, et comme le dernier décès a eu lieu le 18 septembre, la durée totale de l'épidémie a donc été de 172 jours. Pendant ce laps de temps le nombre des malades s'est élevé à 664; celui des morts à 299. Occupons-nous d'abord des malades.

Ces 664 cholériques, dont 315 du sexe masculin et 349 du sexe féminin, comparés à la population du quartier, donnent un malade sur 25,29 habitans; si nous les suivons dans les rues, nous verrons comment ils se divisent pour chacune d'elles et dans quelles proportions ils se trouvent avec leur population.

N° 1.

	Cholériques.	1 Cholérique sur
Foire Saint-Laurent................................	14	4,85 habit.
Rue Saint-Laurent................................	56	12,89.
— du Chaudron................................	8	14,50.
Chemin de ronde................................	2	15,50.
Rue Château-Landon................................	24	16,50.
— de la Chapelle................................	9	17,85.
— Lafayette................................	13	21,38.
— de la Charité................................	3	21,66.
— neuve de la Fidélité................................	14	22,85.
— du faubourg Saint-Martin (n⁰ˢ impairs)....	234	25,22.
— — Saint-Denis (n⁰ˢ pairs)........	197	27,24.
— Neuve-Chabrol................................	12	27,26.
Passage de l'Industrie................................	19	28,21.
Rue de la Fidélité................................	28	29,58.
— Neuve-Saint-Jean................................	10	29,70.
Passage Brady................................	8	56,37.
Boulevard Saint-Denis (n⁰ˢ pairs.)............	13	72,53.

Nous nous abstenons de toutes réflexions sur les chiffres qui précèdent ; elles seront mieux placées lorsque nous examinerons l'influence des habitations [1].

Les décès, ainsi que nous l'avons dit, se sont élevés à 299. 153 appartiennent aux hommes et 146 aux femmes ; la moyenne générale des décès comparés à la population est de 1 mort sur 56,18 habitans ; le tableau n° 11 fait voir leur répartition

[1] Voir pour la population de ces rues le tableau n° 11.

dans chaque rue et les proportions des décès au nombre de leurs habitans.

Dans le tableau ci-après, nous avons indiqué jour par jour, pendant les six mois de l'épidémie, le nombre des décès.

Nº 2.

DATES.	INVASION.			RECRUDESCENCE		
	avril.	mai.	juin.	juillet.	août.	septbre.
1	»	»	»	1	»	»
2	4	2	»	2	1	»
3	1	»	»	1	»	»
4	2	»	»	»	»	»
5	5	»	»	1	2	3
6	4	2	1	1	2	»
7	5	3	»	»	»	1
8	14	»	»	1	1	»
9	8	»	»	»	»	»
10	6	1	»	1	»	»
11	6	3	»	1	»	1
12	12	»	»	1	»	1
13	10	2	2	5	»	2
14	5	»	»	5	1	»
15	10	»	»	4	»	»
16	9	»	»	8	»	2
17	6	»	»	7	»	»
18	9	»	»	4	4	»
19	8	»	»	3	3	»
20	8	1	»	»	»	»
21	7	»	»	»	»	»
22	5	»	»	5	»	»
23	3	1	»	3	»	»
24	4	»	1	1	»	»
25	3	»	2	3	1	»
26	6	1	»	»	»	»
27	5	»	»	»	»	»
28	6	»	»	»	»	»
29	4	»	2	1	3	»
30	1	»	1	1	1	»
31	»	»	»	»	»	»
Sans date	15	2	2	4	2	1
TOTAUX.	185	18	11	59	17	9

Il résulte de ce tableau que pendant la première période du choléra le quartier a perdu 214 habitans et pendant la seconde dite de recrudescence 85, ce qui fait en moyenne pour la première 1,35 morts par jour, pour la seconde 1,04, et pour la durée totale de l'épidémie 1,73. Ce tableau donne aussi une idée de la marche et de l'intensité du choléra. Ainsi pour le mois d'avril, l'époque de la plus grande mortalité est celle du 6 au 20; dans ces 15 jours on compte 117 décès ou près des $\frac{2}{3}$ de la mortalité de ce mois. En juillet, époque de recrudescence, c'est du 13 au 17 que le chiffre est le plus élevé; on trouve dans ces cinq jours 29 décès ou un peu plus de la moitié des morts. Ces observations concordent parfaitement avec celles qui ont été faites dans divers quartiers de Paris.

Nous aurions voulu pouvoir donner quelques renseignemens sur la durée de la maladie chez les sujets qui en furent atteints, indiquer l'époque plus ou moins prompte de la mort dans les deux phases de l'épidémie; mais les faits que nous possédons étant peu nombreux nous avons dû nous abstenir.

Après avoir établi le chiffre des cholériques et celui des décès jour par jour, et par mois celui de ces derniers, il nous faut rechercher les causes qui ont pu influencer la mortalité, l'augmenter, la diminuer, etc., etc.

SECTION DEUXIÈME.

De l'influence, du sexe, de l'âge, des professions, des habitations, etc., etc., sur la mortalité des cholériques.

§ 1. *Du sexe.* Nous avons déjà fait remarquer que le sexe masculin comptait 315 malades, et le sexe féminin 349[1]; mais cet excédant de malades chez les femmes est compensé par l'excédant de population. En effet, si l'on se rappelle que le quartier présente 8,003 hommes et 8,795 femmes, on trouve que le sexe mâle a eu 1 malade sur 25,40; le sexe féminin 1 sur 25,20. La différence en faveur du premier est donc tellement minime qu'elle doit être regardée comme non-avenue. Mais il n'en est pas tout-à-fait ainsi pour les décès. Sur 299 le sexe masculin en a 153, le sexe féminin 146; comparés au nombre des malades, les décès pour le premier sont de 1 mort sur 2,05 malades, pour le second de 1 sur 2,39; cette différence est peu sensible; mais en établissant les proportions sur le chiffre de la population, les hommes perdent 1 mort sur 52,30 habitans, les femmes 1 sur 60,23. Conclurons-nous de ces dernières proportions que le sexe mâle est plus prédisposé au choléra que le sexe féminin? Non, car les chiffres sur lesquels nous opérons nous paraissent trop faibles pour en déduire de si rigoureuses conséquences.

(1) Voir le tableau n° 3, page 21.

Il est deux époques dans la vie de la femme qui exercent sur son organisme une action bien évidente : nous voulons parler de la puberté ou apparition des menstrues, et de l'âge critique ou cessation de la fécondité; nous avons dû rechercher si ces deux époques avaient eu sur les décès du sexe féminin une influence plus ou moins sensible; les résultats obtenus pour la période de puberté sont tout-à-fait insignifians. Pour celle de la cessation des règles comprise entre 41 et 55 ans, voici ce que nous avons observé.

Pendant cette période de la vie les hommes nous offrent 93 cholériques et 45 morts, les femmes 83 cholériques et 34 morts; déjà la balance penche en faveur de ces dernières; mais si nous comparons les décès à la population, nous avons alors des différences plus tranchées.

De 41 à 55 ans.

Hommes.   1 mort sur 30,64 habit.
Femmes.   1   —   40,58.

La moyenne de ces nombres étant de 35, 61, la différence à l'avantage du sexe féminin est de près de 5, soit 4,97, proportion qui peut s'exprimer ainsi : De 41 à 55 ans la mortalité des hommes est à celle des femmes comme 1,000 est à 877, ou comme 5 est à 4.

Ces faits en opposition avec les idées reçues nous ont engagé à rechercher si en opérant sur des chiffres plus élevés nous arriverions à des résultats identiques ; dans ce but nous avons réuni les décès du quartier du Luxembourg aux nôtres et nous avons alors agi sur un chiffre de 705 morts comparé à une population de 39,660 ames : voici les proportions obtenues.

De 41 à 55 ans.

Hommes.   1 mort sur 35,97 habit.
Femmes.   1   —   42,39.

Différence en faveur de ces dernières en calculant sur le terme moyen, 3,21.

Poursuivant ces recherches nous avons également réuni aux nôtres les observations de M. Paillard ; mais alors nous n'avons pu comparer les décès qu'aux malades, le chiffre de la population étant inconnu. Sur un total de 3,964 cholériques et de 1,002 décès, toujours pour la même époque de la vie, nous avons trouvé : .

Hommes.   1 mort sur 1,64 malades.
Femmes.   1   —   1,90.

Proportions faibles, mais presque semblables à celles que nous avions obtenues en agissant isolément, et qui prouvent, au moins, que malgré ce qu'ont avancé plusieurs médecins l'âge critique chez les femmes n'a pu apporter de chances fâcheuses dans la mortalité.

§ 2. *Des âges.* Pour étudier la mortalité des cholériques dans les divers âges de la vie, pour établir dans quelles proportions le choléra les a frappés, nous avons dressé le tableau n° 3 qui présente par périodes égales de cinq années le nombre des malades et celui des décédés pour les deux sexes, ainsi que la population de ces périodes que nous avons calculée sur les tables et d'après les lois données par *Duvillard*.

N° 3. *Tableau général du nombre des malades et des morts dans les différens âges pendant les six mois de l'épidémie.*

AGES.	SEXES				TOTAL POUR LES DEUX SEXES			PROPORTIONS GÉNÉRALES POUR LES DEUX SEXES	
	MASCULIN.		FÉMININ.		de la pop^on.	des malades.	des morts.	des malades à la population.	des morts à la population.
	malades	morts	malades	morts					
de 0 à 5 ans.	15	14	23	17	2017	38	31	1 sur 53,09 hab.	1 sur 65,08 hab.
6 à 10	10	8	7	3	1648	17	11	96,94	149,82
11 à 15	3	2	5	»	1577	8	2	197,23	788,95
16 à 20	7	3	11	1	1506	18	4	83,71	376,72
21 à 25	17	6	26	6	1422	43	12	33,07	118,53
26 à 30	27	7	36	9	1326	63	16	21,05	82,90
31 à 35	20	7	28	9	1229	48	16	25,62	76,86
36 à 40	41	6	44	6	1129	85	12	13,28	94,12
41 à 45	38	15	33	9	1027	71	24	14,47	42,81
46 à 50	38	16	29	15	922	67	31	13,70	29,74
51 à 55	17	14	21	10	810	38	24	21,31	33,75
56 à 60	24	11	27	15	688	51	26	13,49	26,47
61 à 65	16	12	12	9	555	28	21	19,83	26,45
66 à 70	20	17	15	11	414	35	28	11,84	14,81
71 à 75	9	7	22	17	275	31	24	8,87	11,46
76 à 80	8	5	9	7	152	17	12	8,97	12,71
81 à 85	1	1	1	1	64	2	2	32,16	32,16
86 à 90	2	2	1	1	20	3	3	6,73	6,73
âge indéterminé.	»	»	1	»	»	1	»	» »	» »
TOTAUX......	315	153	349	146		664	299		

L'influence des âges sur la mortalité se révèle par le premier coup d'œil jeté sur ce tableau, où se rencontrent les proportions les plus dissemblables. Ainsi en prenant les deux extrêmes, de 11 à 15 ans on a un décès sur 788 habitans, et de 86 à 90 ans 1 sur 6. Cependant en général il est facile d'apercevoir que la mortalité est presque toujours en raison directe de l'âge, car de 0 d'âge à 5 ans il meurt un cholérique sur 65 habitans ; puis le chiffre s'abaisse rapidement jusqu'à 25 ans ; de cet âge à 45 ans la mortalité s'accroît graduellement, mais à cette époque elle augmente avec rapidité et dans les dernières années nous trouvons les proportions suivantes :

De 66 à 70, 1 mort sur 14 habitans,
De 71 à 75, 1 sur 11.
De 86 à 90, 1 sur 6.

Ainsi les chances de guérison chez les cholériques sont d'autant moins nombreuses que les malades appartiennent aux deux extrémités de la vie, l'enfance et la vieillesse, puisque de 0 à 5 ans il meurt 31 malades sur 38 ou 1 sur 1,22, et de 70 à 90, 41 sur 53 ou 1 sur 1,28.

Maintenant, si nous examinons la mortalité dans des périodes plus longues, nous arriverons à des résultats qui confirmeront les propositions que nous venons d'émettre.

4. *Tableau de la mortalité des cholériques dans l'enfance, l'adolescence, la virilité, l'âge mûr et la vieillesse.*

PÉRIODES DE LA VIE.	Population des périodes.	Nombre des malades.	DÉCÈS.		TOTAL des décès.	PROPORTION. — 1 mort sur
			hommes.	femmes.		
Enfance. de 0 d'âge à 18 ans	5242	63	24	20	44	119,13 hab.
Adolescence. de 16 à 25	2928	61	9	7	16	183, »
Virilité. de 26 à 40	3624	196	20	24	44	83,72
Âge mûr. de 41 à 60	3447	227	56	49	105	32,82
Vieillesse, caducité. de 61 à 90	1480	116	44	46	90	16,44
Totaux :	663 [1]		150	146	299	

[1] Plus un malade dont l'âge est inconnu.

La période de la vie qui compte le moins de victimes est donc celle de l'adolescence ; mais c'est qu'alors le corps a pris tout ou presque tout son accroissement, il a toute la sève, toute la vigueur de la jeunesse ; en opposition à cette époque d'énergie et de force qui n'offre qu'un mort sur 183 habitans, la vieillesse perd 90 cholériques sur 116 ou 1 sur 1,28 et compte 1 mort par 16 habitans ; proportions énormes et qui s'expliquent facilement par le défaut de résistance vitale, la faiblesse de toutes les fonctions, triste apanage de la caducité.

Enfin dans les autres périodes on voit que l'enfance, offrant plus de décès que l'adolescence, en compte cependant beaucoup moins que la virilité, qui elle-même a perdu moins de cholériques que l'âge mûr.

Terminons ce qui est relatif aux âges en faisant remarquer l'identité des résultats que nous avons obtenus avec ceux que MM. Tacheron, Boulay de la Meurthe, Paillard, etc., nous ont fait connaître ; résultats qui viennent confirmer ce que chaque médecin avait pu pressentir pendant le cours de l'épidémie.

§ 3. *Des professions.* Personne ne conteste l'influence exercée sur l'homme par les professions tant au physique qu'au moral ; de judicieux observateurs ont à plusieurs époques et dans des traités spéciaux éclairé plusieurs parties de ce vaste champ ; mais combien il en reste encore dans l'obscurité la plus complète ! que de lacunes à remplir, que d'erreurs à réfuter ! Ainsi il n'y a pas très long-temps que les débardeurs de bois étaient unanimement regardés comme fréquemment atteints d'ulcères des extrémités inférieures ; il a fallu les savantes et précieuses recherches de *M. Parent du Chatelet* pour faire justice de cette opinion basée sur le raisonnement et que l'observation devait détruire.

Si nous rentrons dans le domaine des épidémies, nous retrouvons sur l'influence qu'exercent alors les professions des idées qui n'ont pas de fondement plus solide. C'est ainsi que l'on a soutenu que les vidangeurs et les porteurs d'huile dans le Levant étaient préservés de la peste ; puis partant de cette donnée on a préconisé l'huile *intus et extus* comme préservatif de cette maladie. Quoi qu'il en soit, ces erreurs se sont propagées, et lors du choléra on a prétendu que les corroyeurs, les tanneurs, les vidangeurs étaient respectés par le fléau de l'Inde. Heureusement que poursuivant la conséquence on n'a pas, que nous sachions, conseillé de se couvrir de cuir, de se frotter de tan ou de toute autre matière pour partager le privilége de ces professions.

En nous permettant ces réflexions, nous ne voulons pas nier l'influence des divers états sur l'homme sain ou malade, mais seulement la restreindre dans de justes limites et faire remarquer que c'est en se trop pressant de généraliser que l'on commet des erreurs ; aussi les considérations que nous allons émettre sur ce sujet ne peuvent-elles être regardées comme rigoureuses, 1.º parce que nous ne possédons pas un assez grand nombre de faits ; 2.º parce que pour établir des proportions sur la mortalité respective dans chaque profession il nous aurait fallu le chiffre de la population de chacune d'elles, chiffre que nos recherches n'ont pu nous procurer que pour quelques-unes, et encore avons nous de fortes raisons de douter de son exactitude ; 3.º parce qu'à défaut de ces renseignemens nous nous sommes borné à comparer les décès aux malades, mode de procéder vicieux surtout quand on agit sur des nombres faibles.

N° 5. *Tableau de la mortalité dans les diverses professions.*

PROFESSIONS.	NOMBRE des malades	NOMBRE DES MORTS pendant les mois de		TOTAL des morts.
		avril, mai, juin.	juillet, août, septemb.	
Enfans d'ouvriers et journaliers.	49	19	18	37
Journaliers et journalières......	77	31	4	35
Portiers, portières (et enfans de)	73	10	5	15
Couturières................	33	13	2	15
Rentiers, femmes et enfans....	21	7	4	11
Domestiques	24	8	1	9
Employés, femmes et enfans....	20	4	5	9
Blanchisseuses..............	20	7	2	9
Menuisiers................	17	8	1	9
Charpentiers..............	10	6	1	7
Étalagistes................	12	4	3	7
Jardiniers................	6	5	1	6
Marchandes des quatre saisons..	14	5	»	5
Charrons, forgerons..........	6	3	2	5
Femmes d'ouvriers..........	20	3	1	4
Cordonniers..............	7	3	1	4
Fruitiers et fruitières........	6	2	2	4
Ouvriers en schals..........	5	1	2	3
Ebénistes................	6	2	1	3
Hommes de peine	4	2	1	3
Propriétaires (et enfans de)....	4	1	2	3
Cochers.................	9	1	1	2
Chiffonniers..............	6	2	»	2
Maçons.................	5	2	»	2
Peintres en bâtiment........	5	2	»	2
Gardes-malades...........	4	1	1	2
Fondeurs...............	4	2	»	2
Brodeuses...............	4	1	1	2
Militaires retraités.........	3	2	»	2
Liquoristes (et femmes de).....	3	1	1	2
Bouchers...............	2	2	»	2
Terrassiers..............	2	2	»	2
Fileuses................	2	2	»	2
Perruquiers..............	2	1	1	2
Passementiers............	6	»	1	1
Serruriers...............	5	1	»	1
Infirmières..............	4	1	»	1
Commissionnaires..........	4	1	»	1
Marchands de vin..........	4	»	1	1
Tourneurs en cuivre........	3	1	»	1
— en bois.........	3	1	»	1
Instituteurs (et femmes d').....	3	1	»	1
Femmes de ménage.........	3	»	1	1
TOTAUX........	520	171	67	238

N° 5 *suite. Tableau de la mortalité dans les diverses professions.*

PROFESSIONS.	NOMBRE des malades.	NOMBRE DES MORTS pendant les mois de		TOTAL des morts.
		avril, mai, juin.	juillet. août, septemb.	
REPORT......	820	171	67	238
Tisseuses de soie..........	3	»	1	1
Maréchaux vétérinaires.......	3	1	»	1
Raffineurs de sucre.........	3	1	»	1
Brunisseuses.............	3	»	1	1
Matelassières............	3	1	»	1
Brocanteurs.............	2	1	»	1
Marchands de tisane.........	2	1	»	1
Scieurs de long...........	2	1	»	1
Porteurs d'eau............	2	1	»	1
Toiseurs-vérificateurs........	2	1	»	1
Logeurs...............	2	1	»	1
Imprimeurs.............	2	1	»	1
Marchands de balais.........	2	1	»	1
Carreleurs de chambres.......	2	1	»	1
Revendeuse.............	1	1	»	1
Marchand forain..........	1	1	»	1
Surveillante d'hôpital........	1	1	»	1
Baigneuse *id.*........	1	1	»	1
Balayeur..............	1	1	»	1
Fabricante de feutres.........	1	1	»	1
Porteur de charbon..........	1	1	»	1
Tapissier..............	1	1	»	1
Cloutier..............	1	»	1	1
Chargeur de roulage.........	1	»	1	1
Ravaudeuse.............	1	1	»	1
Femme de maître tonnelier....	1	»	1	1
— de maître menuisier...	1	1	»	1
— de maître bourrelier...	1	»	1	1
Broyeur de couleurs.........	1	1	»	1
Tisserand.............	1	1	»	1
Marchand de gâteaux........	1	1	»	1
Peintre en voitures.........	1	1	»	1
— sur porcelaines........	1	1	»	1
Horloger (ouvrier).........	1	»	1	1
Plâtrier..............	1	1	»	1
Fabricant de noir de fumée....	1	»	1	1
Boulanger (maître).........	1	1	»	1
— (garçon).........	1	1	»	1
Vigneron.............	1	1	»	1
Garde d'enfans..........	1	1	»	1
Gantier.............	1	1	»	1
Sans professions..........	31	10	10	20
TOTAUX...........	611	214	85	299

Dans ce tableau, où les professions sont classées suivant l'ordre numérique de leur mortalité, on remarque d'abord les journaliers et journalières qui comptent 77 malades et 35 morts, ou 1 sur 2,20 malades, presque tous indigens ou voisins de l'indigence, travaillant ordinairement au dehors, exposés aux intempéries des saisons, s'occupant de travaux pénibles ; les journaliers gagnent rudement un salaire des plus modiques ; leurs habitations sont généralement sales et insalubres. Toutes ces causes sont plus que suffisantes pour que cette profession, qui est celle des gens qui n'en ont pas, se présente en première ligne.

Après elle viennent les portiers qui fréquemment sont en même temps cordonniers ou tailleurs ; chacun sait quelle est l'insalubrité de leurs demeures si bien nommées *loges*, et qui, situées au rez-de-chaussée, humides, obscures, privées de soleil, souvent insuffisantes pour loger un individu, contiennent cependant toute une famille et parfois des animaux. Dans ces réduits malsains où l'air est constamment vicié par des émanations de toute nature, végète une population chétive, étiolée, scrofuleuse, prédisposée à toutes les maladies et que le choléra ne devait pas épargner. Cette classe compte 73 malades et 15 morts, un peu plus de $\frac{1}{8}$ du nombre total des malades, et de $\frac{1}{19}$ de celui des morts.

Les couturières, dont le salaire est si peu élevé et qui vivent nécessairement dans une demi-indigence, ont eu 33 malades et 15 morts, ou 1 sur 2,20 malades ; les blanchisseuses, 20 malades et 9 décès ou 1 sur 2,22. Les rentiers offrent une mortalité très forte, 1 sur 1,90 ; mais il faut observer que parmi eux figurent beaucoup de vieillards sans profession, n'ayant qu'une faible pension et pour lesquels le titre de rentiers n'entraîne nullement l'idée de l'opulence.

Les fruitiers ont également compté beaucoup de décès, 1 sur 1,50 malades ; mais tous habitent des rez-de-chaussée rendus plus humides et plus insalubres encore par les légumes qu'ils y entassent et les lapins et autres animaux qu'ils y élèvent.

Il n'est pas toujours facile de se rendre raison de l'excès de mortalité qui se remarque dans diverses professions, surtout lorsque l'on agit, comme nous l'avons déjà fait remarquer, sur de faibles quantités. Ainsi, dans le tableau que nous analysons, les charrons ont 1 décès sur 1,20 malades ; les charpentiers 1 sur 1,42 ; les menuisiers 1 sur 1,88 ; cependant ces professions passent pour salubres ; eh bien ! celle de chiffonnier, remarquable par la saleté, l'incurie, l'intempérance des individus qui l'exercent, ne compte qu'un décès sur 3 malades ! Nous ne continuerons pas à noter les différences qui se remarquent à ce sujet ; on peut les saisir de suite en parcourant notre tableau ; il ne nous reste plus pour le compléter qu'à faire connaître les professions qui ont eu des malades et pas de morts.

N° 6.

Aubergistes . . . . 2 malades.

Epiciers. 2

Nourrisseurs 2

Merciers. 2

Vidangeurs. 2

Chapeliers. 2

Fleuristes. 2

Artificiers. 2

Palefreniers 2

Gaziers 2

Boutonniers 2

Marchand de mastic 1

Décrotteur. 1

Chef d'atelier. 1

Tuilier 1

Joueur d'orgue 1

Tailleur. 1

Donneur d'eau bénite 1

Bordeuse de souliers. 1

Porcelainier 1

Femme de maître ébéniste. 1

Brocheur. 1

Marbrier. 1

Maître coutelier 1

Marchand de peaux de lapins 1

Polisseur d'acier. 1

Doreur sur métaux. 1

Bijoutier. 1

Fille publique. 1

Garçon écarisseur. 1

Fille de maître écarisseur. 1

Cordier. 1

Maîtresse charpentière. 1

Marchande à la halle. 1

Bonnetier. 1

À REPORTER 46

REPORT	46
Fabricant de volans	1
Femme de maître tanneur	1
Tripier	1
Sculpteur	1
Nourrice	1
Lampiste	1
Tailleur de cristaux	1
TOTAL	53

Après avoir isolément considéré chaque état, il convient de les réunir par groupes et d'étudier dans chacun d'eux la mortalité relative. Mais pour établir ces groupes, pour classer les professions, ce n'est pas chose aisée ; *Ramazzini* s'est contenté de décrire les maladies des artisans sans aucun ordre ; *Fourcroy*, le savant et profond *Fourcroy* n'a proposé qu'une classification vicieuse ; on ne doit donc pas s'attendre à trouver ici ce que n'ont pu faire des hommes du premier mérite, et d'ailleurs nous n'avons pas à remplir la tâche qu'ils s'étaient imposée, mais seulement à chercher quelques résultats pour l'épidémie qui nous occupe. C'est pourquoi nous suivrons la division adoptée par plusieurs écrivains, et nous classerons les professions suivant les matières employées, leur corruptibilité ou leur incorruptibilité ; suivant qu'elles comportent le mouvement ou le repos, qu'elles s'exercent intérieurement ou extérieurement.

Nº 7. 1º *Professions, classées suivant les matières employées.*

	Malades.	Morts.	1 mort sur
A. Bois. Menuis., charpentiers, etc.	44	26	1,69 malades.
B. Métaux. Serruriers, fondeurs, forgerons, etc.	28	9	3,11
C. Pierres. Terre. Maçons, terrassiers, plâtriers, tuiliers, etc.	19	13	1,46
D. Drap, Laine, Linge, Soie. Tailleurs, couturières, etc.	82	33	2,48
E. Peaux. Tann., corroyeurs, cordonniers, gantiers, etc.	16	6	2,67
F. Eau pure ou mélangée. Blanchiss., porteurs d'eau, etc.	25	12	2,08
G. Couleurs. Broy. peintres.	8	5	1,60
H. Alimens. Bouchers, chaircuitiers, boulangers, etc.	42	19	2,21
I. Animaux vivans. Palefreniers, nourrisseurs, etc.	13	2	6,50

N° 8. 2° *Professions classées suivant que les matières employées sont incorruptibles ou corruptibles.*

	Malades.	Morts.	1 mort sur
A. Professions à matières incorruptibles.	209	94	2,22 malades.
B. Professions à matières corruptibles.	92	40	2,30
C. Professions mixtes.	236	89	2,65

Ainsi, dans ces deux premières divisions, les états réputés les plus salubres présentent la plus grande mortalité; les menuisiers, les charpentiers, etc., perdent 1 malade sur 1,69, tandis que les nourrisseurs, les palefreniers, les chiffonniers, en perdent seulement 1 sur 6,50. Puis, les professions qui s'exercent sur des matières corruptibles, les nourrisseurs, les vidangeurs, les bouchers, etc., offrent moins de décès que celles où l'on n'opère que sur des matières non susceptibles de corruption, telles que celles de charron, forgeron, menuisier, etc. Ces différences ne pourraient-elles pas s'expliquer par la grande déperdition de forces musculaires qu'entraînent plusieurs de ces professions et pour d'autres par la nécessité d'être exposé aux vicissitudes atmosphériques? Par contre, les états sédentaires qui exigent peu d'efforts pour leur exercice auraient-ils moins souffert de l'épidémie? Ces questions paraissent résolues par le tableau suivant:

N° 9. 3° *Professions classées suivant qu'elles comportent le mouvement ou le repos.*

	Malades.	Morts.	1 mort sur
A. Professions sédentaires.	174	60	2,90 malades.
B. Prof. intérieures avec mouvement.	137	62	2,20
C. Professions extérieures.	171	82	2,08
D. Professions mixtes.	94	36	2 61

Tels sont les résultats de nos recherches sur l'influence des professions, résultats qui ne sont pas toujours en harmonie avec les idées reçues et que nous sommes loin de regarder comme positifs, mais que nous avons cru devoir exposer tels qu'ils s'étaient offerts à nous sans prétendre leur donner plus de valeur qu'ils n'en ont réellement.

§ 4. *Des habitations.* Pour mieux apprécier l'influence que les habitations ont pu exercer sur la mortalité des cholériques, nous comparerons d'abord les décès dans les deux divisions du quartier que nous avons déterminées dans l'introduction; nous les suivrons ensuite dans chaque rue, dans chaque maison, dans chaque étage : en procédant ainsi, il sera difficile qu'aucun fait important échappe à l'observation.

N° 10. *Tableau de la mortalité dans les deux régions du quarti*

QUARTIER du Faub. Saint-Denis.	NOMBRE des malades.	NOMBRE des malades traités		NOMBRE des décès.	POPULATION.	PROPORT 1 mort
		à domicile.	dans les hôpitaux.			
Région supérieure..	342	260	82	145	7556	52,11 h
— inférieure..	322	250	72	154	9242	60,01
TOTAUX........	664	510	154	299	16798	moyen 55,99

    Une notable différence se remarque dans la mortalité comparée de ces deux régions du même quartier; la première perd 1 mort sur 52 habitans, la seconde 1 sur 60, et cependant cette portion inférieure se trouve, ainsi que nous l'avons déjà fait remarquer, dans des conditions hygiéniques moins favorables que la première, qui voit les avantages de sa position annihilés par la misère de la population. C'est en effet dans cette division du quartier où le prix des loyers est peu élevé qu'habitent, comme nous l'avons dit précédemment, la majorité des familles indigentes, les journaliers, les chiffonniers, les ouvriers pauvres, professions qui touchent toujours à l'indigence, et chez lesquelles se rencontrent trop souvent la malpropreté et l'intempérance. C'est aussi cette région qui a envoyé dans les hôpitaux un plus grand nombre de malades.

Ces faits viennent donc confirmer les recherches de M. le *docteur Villermé*[1], et prouver que la mortalité n'est point ainsi que l'ont avancé beaucoup d'écrivains, en raison directe de la densité de la population, mais bien de l'indigence de cette population. Triste vérité, qui surgira plus évidemment encore des observations qui vont suivre.

Nous avons dû rechercher si la direction des rues, leurs diverses expositions, l'accès plus ou moins facile qu'elles offrent aux vents dominans, leur largeur, etc., etc., avaient exercé quelque influence sur les décès. Pour cela nous avons établi le tableau n° 11, où les rues sont classées suivant le degré d'élévation de la mortalité. Nous avons aussi dans différentes colonnes indiqué la population, le nombre des maisons atteintes, les décès à domicile ou dans les hôpitaux[2].

(1) Mémoire sur la mortalité dans les divers quartiers de Paris. *Annales d'hygiène*, juillet 1830.

(2) Voir aussi à la fin le relevé général des décès par rues et par maisons.

N° 11. *Tableau de la mortalité considérée par rues* [1].

QUARTIER DU FAUBOURG SAINT-DENIS.	NOMBRE des maisons.	NOMBRE des maisons atteintes par l'épidémie.	POPULATION des rues.	DÉCÈS à domicile	DÉCÈS dans les hôpitaux.	TOTAL des décès.	PROPORTIONS. 1 mort sur
* Enclos de la foire Saint-Laurent	4	4	68	1	3	4	15,20 habit.
* Rue Neuve de la Fidélité	13	8	321	4	7	11	29,18
— Saint-Laurent	18	15	718	9	15	22	32,64
* — du Chaudron	7	5	116	2	1	5	38,67
* — de la Chapelle	7	4	158	5	1	4	39,50
* — Château-Landon	20	9	396	8	2	10	39,60
— de la Fidélité	26	13	827	12	8	20	41,35
* — Neuve-Saint-Jean	9	4	297	1	5	6	49,50
* — —. Chabrol	8	7	326	2	4	8	54,33
— du faub. St.-Martin (nos imp.)	129	87	5902	52	50	102	57,86
— — St.Denis (nos pairs.)	112	80	5267	62	28	90	59,63
* Passage de l'Industrie	21	11	536	4	3	7	76,57
* — Brady	19	8	451	2	3	8	90,20
Rue Lafayette	5	5	278	2	1	3	92,67
Boulevard St.-Denis (nos pairs)	21	9	941	4	2	6	156,83
Rue de la Charité	2	2	65	»	»	»	» »
Chemin de ronde	3	1	31	»	»	»	» »
TOTAUX	424	272	16,798	168	131	299	

Ce signe * désigne les rues insalubres.

(1) Nous renvoyons pour le complément de ce tableau au relevé général des décès par rues et par maison qui est à la fin de l'ouvrage.

Ce tableau où l'on suit pour ainsi dire pas à pas la décroissance de la mortalité, a cela de curieux que, sauf quelques exceptions, il exprime avec assez d'exactitude, par les proportions, l'insalubrité ou la salubrité de chaque rue, l'aisance ou l'indigence des habitans.

Nous avons par une astérisque marqué dans ce tableau les rues qui sont insalubres. Cette insalubrité est, il est vrai, relative, et dans certains quartiers, quelques-unes d'elles seraient regardées comme salubres. Quoi qu'il en soit, comparons la mortalité dans ces deux ordres de rues.

N° 12. *Tableau de la mortalité dans les rues salubres et insalubres.*

QUARTIER du Faub. Saint-Denis.	POPULATION.	nombre des malades	nombre des décès	PROPORTIONS.	
				1 mort sur	1 mort sur
Rues salubres....	14,129	846	243	25,87 malades.	58,14 habitans.
— insalubres	2,669	118	56	22,61	47,66

Ainsi les rues dites insalubres, et qui ne renferment que le sixième de la population totale du quartier, sont celles où les décès ont été les plus nombreux, puisqu'elles ont offert 1 mort sur 47 habitans, tandis que les premières en ont perdu seulement 1 sur 58.

Entrons maintenant dans quelques détails sur les rues qui figurent dans le tableau n° 11, ainsi que dans le relevé général des décès par rues et par maisons que l'on trouvera à la fin de ce travail, et recherchons les causes des différences notables que présente la mortalité dans chacune d'elles. La moyenne générale des décès étant de 1 sur 56,18 habitans, il convient de s'occuper premièrement des rues qui se trouvent au-dessous de cette moyenne, et d'abord se présente l'enclos de la foire Saint-Laurent.

La foire Saint-Laurent, jadis le rendez-vous de la bonne société, le Palais-Royal de l'époque, n'est plus qu'une espèce de *Cour des Miracles*, un réceptacle de misères et de vices. Depuis quelques années on a successivement abattu une partie des constructions élevées dans cet enclos; mais les terrains qu'ils occupaient n'étant ni clos, ni pavés, sont devenus des cloaques fangeux, impraticables non-seulement pour les piétons, mais encore pour les voitures. Il y a plus, les habitans et les passans les ont transformées en latrines publiques, en petite voirie du quartier, et l'on peut dire sans figure que dans bien des endroits le sol est tellement recouvert de matières fécales qu'il n'est plus visible. Si de la voie publique on pénètre dans les habitations, on les trouve en parfaite harmonie avec elle. Les masures (et elles ne peuvent mériter d'autre nom), qui subsistent encore, vieilles et dégradées, tombant en ruines, sont habitées par des chiffonniers, des journaliers, des mendians, logés en garni. Dans la plupart de ces maisons où l'on couche à la nuit, les lits trop nombreux pour l'espace, presque toujours occupés par deux individus, sont établis dans des chambres non carrelées et sur le sol humide ; les habitans, presque tous chiffonniers, trient le produit de leurs recherches quotidiennes, puis ils entassent dans tous les coins et même sous les couchettes des vieux linges souillés de fange, des os auxquels adhèrent souvent encore des lambeaux de chair putréfiée; aussi se dégage-t-il continuellement de ces monceaux d'ordures, des miasmes fétides qui font de ces chambrées des foyers permanens d'infection, surtout en hiver où la fermeture des portes et des fenêtres s'oppose à toute ventilation.

C'est ainsi que dans un rapport adressé à l'autorité (en 1831) nous tracions le tableau non exagéré de la foire Saint-Laurent; puis parlant des garnis qui s'y trouvaient, nous nous exprimions ainsi : « L'insalubrité de ces maisons ne doit pas peu contribuer à détériorer la santé des hommes qui les habitent, à augmenter leur mortalité; que serait-ce donc si l'épidémie qui nous menace sévissait dans nos murs? Ne choisirait-elle pas ses victimes dans des lieux où les lois de l'hygiène sont ouvertement et journellement violées? Ne serait-ce pas enfin un dangereux voisinage pour la santé publique que l'enclos dont nous venons signaler l'insigne malpropreté? »

Les instances de la commission et les efforts de M. le commissaire de police du quartier obtinrent, avant l'invasion du choléra, la démolition de deux maisons, les plus vieilles et les plus sales; le sol fut nétoyé des ordures dont il était couvert; l'enclos enfin fut assaini autant que possible [1]; et cependant nos prévisions se sont malheureusement confirmées: quatre maisons existent encore et toutes les quatre ont été atteintes; une population de 68 habitans a compté 14 cholériques, ou 1 sur 4,85 habitans, et 4 morts ou 1 sur 15,20! proportions effrayantes et que les détails un peu longs mais nécessaires dans lesquels nous sommes entrés justifient pleinement.

La rue Neuve-de-la-Fidélité était autrefois un impasse sale et rendu très insalubre par le voisinage d'un cloaque situé passage du Désir, cloaque qui, recevant les eaux des maisons environnantes et n'ayant pas d'écoulement, répandait de fétides exhalaisons, surtout lorsqu'on le curait, ce qui avait lieu tous les huit jours. Après la révolution de juillet, les plaintes des habitans furent enfin écoutées; le nouveau commissaire de police, M. Bazille-Fregeac, obtint de M. Odillon-Barrot,

(1) Nous disons autant que possible, car il est bon de remarquer que cet enclos est une propriété particulière qui, par suite de vente, appartient à plusieurs acquéreurs et se trouve le sujet de procès très compliqués; aussi, et la faute n'en est pas à l'autorité, depuis la cessation du choléra, la foire Saint-Laurent est redevenue ce qu'elle était avant, un cloaque infect, dangereux pour la santé comme pour la sûreté publique.

alors préfet de la Seine, la suppression de la mare et la construction d'un égout. Cependant, malgré ces améliorations sanitaires, cette rue qui n'a que 13 maisons en a eu 8 d'atteintes ; elle compte 14 cholériques et 11 morts, 1 sur 29 habitans. Cette forte mortalité ne doit pas seulement être attribuée à l'insalubrité de la rue, qui n'est exposée, il est vrai, à aucun courant d'air direct, mais surtout à l'indigence de la majorité des habitans dont les logemens sont en général sales et mal disposés.

La rue Saint-Laurent, quoique située dans un point élevé du quartier, assez large, suffisamment aérée, exposée aux vents de sud-est et de nord-ouest, présentant enfin des conditions favorables, compte 1 mort sur 32 habitans ; sur 18 maisons 15 ont été atteintes. Mais cette rue renferme à peine quelques habitans aisés, et l'on y rencontre plusieurs garnis très mal tenus, où logent à la nuit des chiffonniers, des cordonniers ambulans, des journaliers, etc. ; aussi sur 22 décès 13 ont eu lieu dans les hôpitaux.

Les rues Château-Landon, de la Chapelle, du Chaudron, Neuve-Chabrol, Neuve-Saint-Jean sont toutes mal pavées, sales, fangeuses et humides ; les trois premières peut-être moins que les deux autres, vu leur situation dans le point le plus culminant du quartier : toutes ces rues sont en outre habitées par la classe nécessiteuse ; aussi les décès y sont-ils au-dessous de la moyenne.

Il ne nous reste plus présentement qu'à signaler les rues où la mortalité s'est élevée au-dessus de la moyenne générale; et d'abord ce sont les deux faubourgs, tous deux spacieux, surtout vers les barrières, tous deux offrant une pente rapide, tous deux dirigés du nord au sud et largement balayés par le vent du nord. Leur mortalité est à peu près semblable : pour le faubourg Saint-Denis de 1 sur 59, pour le faubourg Saint-Martin de 1 sur 57.

Les deux passages Brady et de l'Industrie se présentent ensuite, étroits, privés d'air et de soleil; nous les avons rangés dans les localités insalubres. Les maisons, surtout dans le second, sont généralement trop élevées et rendues malsaines par la mauvaise disposition de leurs plombs; mais comme la population offre peu d'indigens et se compose en partie d'employés, de petits rentiers, de boutiquiers, enfin d'habitans appartenant à la classe moyenne, les décès ont été au-dessus de la moyenne.

Il en est de même de la rue de Lafayette, située dans la région supérieure du quartier, très large, offrant un libre accès à tous les vents, mais surtout à celui du nord et du nord-est, entourée de vastes terrains sans constructions, n'ayant que 5 maisons éloignées les unes des autres; cette rue n'a eu qu'un mort sur 92 habitans.

Nous avons déjà fait pressentir les causes qui avaient rendu si faible le nombre des décès sur le boulevard Saint-Denis; ces causes tiennent d'abord à l'aisance des habitans, ensuite à la propreté des maisons et des logemens. Enfin ce boulevard est large, bien ventilé, exposé au midi; aussi sur 21 maisons 9 seulement ont été atteintes par l'épidémie, et ne compte-t-on qu'un malade sur 72 habitans et 1 mort sur 156.

Ainsi, de cet examen détaillé des causes qui ont pu augmenter ou diminuer la mortalité dans les rues du quartier ressort cette vérité déjà signalée que les décès ont toujours été 1° en raison directe de l'indigence de la population, 2° de l'insalubrité des lieux.

Pour prouver plus positivement cette proposition, nous avons recherché suivant quelles proportions les diverses classes de la société avaient été atteintes. Voici les résultats que nous avons obtenus, en nous aidant, pour ce travail, des registres du bureau de bienfaisance[1], du rôle des contributions et de l'examen des professions des malades; résultats qui eussent été plus positifs si la population de chacune des catégories que nous traçons nous eût été connue.

La classe aisée, qui renferme les propriétaires, les rentiers, les employés supérieurs, les fabricans, etc., a eu 59 malades et 24 morts; 1 mort sur 2,45 malades.

---

(1) Nous saisissons ici avec empressement l'occasion de témoigner toute notre gratitude à M. Vée, pharmacien, un des administrateurs du bureau de bienfaisance, dont les recherches faites sur notre invitation nous ont été d'une grande utilité.

La classe moyenne, petits rentiers, employés, boutiquiers, etc., 134 malades, 57 morts; 1 sur 2,35.

La classe presque indigente et indigente, portiers, ouvriers, journaliers, etc., 471 malades, 218 morts, 1 sur 2,16.

Ainsi la première compte un peu moins de $\frac{1}{10}$, la seconde moins des $\frac{2}{10}$, la troisième plus des $\frac{7}{10}$ des décès du quartier.

Nous venons d'examiner la mortalité dans les rues; des masses descendons aux détails et recherchons-la dans les maisons.

Nous signalerons d'abord l'influence qu'apporte le degré d'élévation de la demeure; elle est assez remarquable pour être notée. Le tableau suivant nous offre 608 cholériques et 249 morts, pour lesquels seulement nous avons pu déterminer l'étage qu'ils occupaient.

N° 13.

	Malades.	Morts.	1 mort sur
Rez-de-chaussée	140	41	58,49 habitans.
Premier	155	71	59,70
Second	134	58	65,65
Troisième	77	34	80,18
Quatrième	63	26	76,50
Cinquième et sixième	39	19	86,21

On voit dans ce tableau que les étages inférieurs ont eu plus de décès que les supérieurs; les trois premiers ont perdu en moyenne 1 mort sur 61,28, les trois autres 1 sur 80,96. Ainsi plus l'habitation se rapproche du sol, est exposée à l'humidité, est privée d'air et de soleil, et plus la mortalité s'accroît. Ces faits, déjà signalés par plusieurs observateurs, ne se remarquent pas seulement pour le choléra; souvent nous avons été à même, dans les hôpitaux civils et militaires, de noter les salles inférieures comme présentant une mortalité proportionnelle plus forte que les salles supérieures. Pourtant il est une circonstance de localités que nous ne devons pas passer sous silence. Vers le haut du quartier, les maisons peu élevées ne comptent fréquemment que deux étages au-dessus du rez-de-chaussée, et ces deux étages sont habités par des ouvriers peu aisés et par des indigens. Aussi pensons-nous que cette disposition a dû contribuer à grossir les chiffres des décès des étages inférieurs.

Nous avons déjà dit que le quartier du faubourg Saint-Denis renferme 424 maisons[1]; sur ces 424, 272 ont été atteintes par l'épidémie, 177 ont eu des décès, 152 n'ont offert ni malades ni morts. Si l'on recherche dans chaque maison le nombre des décès, on trouve les nombres suivans :

(1) Voir le tableau n° 11 où le nombre des maisons atteintes dans chaque rue, est indiqué, ainsi que le relevé général des décès, à la fin.

		nombre des morts.
Maisons à 1 décès............	104	104
— 2 —	38	76
— 3 —	24	72
— 4 —	8	32
— 5 —	3	15

Ainsi, en négligeant les maisons qui n'ont donné qu'un décès, il reste 73 maisons pour un total de 195 morts, ou près des $\frac{4}{6}$ de la mortalité générale. Examinons donc, dans les détails de localité, les causes qui ont amené de pareils résultats; pénétrons dans les maisons qui ont eu de trois à cinq décès.

Les maisons à cinq décès sont le n° 64 et le 152 du faubourg Saint-Denis, et le n° 9 de la rue Château-Landon.

Le 64, maison vaste, peu ventilée, contenant 121 habitans en général peu aisés.

Le 152, avec de grandes cours, de vastes terrains, se compose de plusieurs corps-de-logis; c'est dans le plus vieux, le plus sale, habité par des journaliers, qu'ont eu lieu les décès; les autres bâtimens, propres et habités par des gens aisés, n'en offrent pas.

Le n° 9 de la rue Château-Landon se présente comme type de l'insalubrité et de l'incurie. Cette maison n'a pas de fosses d'aisances, un tonneau disjoint en tient lieu; la cour, mal pavée, contient ordinairement des amas d'immondices, destinés, par le propriétaire, à fertiliser son jardin; les escaliers sont mal ventilés; enfin rien n'est disposé favorablement pour la salubrité des lieux occupés par des ouvriers peu aisés, des indigens. Aussi, sur une population de 38 habitans, le choléra en a frappé 9, et en a fait périr 5, ou 1 sur 7! proportions qui eussent été dépassées si une partie des habitans n'avait abandonné la maison pendant l'épidémie.

Parmi les maisons à 4 décès, on compte le n° 56 du faubourg Saint-Denis, vaste propriété, habitée par 341 personnes, presque toutes de la classe ouvrière, logées dans des chambres peu étendues qui s'ouvrent sur de sales corridors privés d'air et de lumière.

Le 62, 113 habitans, ouvriers, blanchisseuses; cours étroites, sales, mal pavées. Le 78, vieille maison, escaliers sales, privés d'air; cours malpropres et au-dessous du sol du faubourg; latrines infectes; 136 habitans, ouvriers, journaliers; peu d'aisance généralement.

Le 157 du faubourg Saint-Martin, maison assez propre, bien ventilée, mais encombrée de population; 327 habitans presque tous ouvriers et en partie indigens.

Les mêmes observations sont en partie applicables aux n°s 61, 197, 231 du même faubourg, 26 de la rue Saint-Laurent, 3 de la foire Saint-Laurent, 16, 98, 190 du faubourg Saint-Denis; et à beaucoup d'autres maisons du quartier que nous nous abstenons d'examiner une à une pour éviter de fastidieuses répétitions, car partout nous aurions à signaler l'indigence, l'encombrement, la malpropreté comme causes de l'élévation de la mortalité.

Ce serait ici le lieu d'aborder la grande question de la contagion, de l'examiner sous toutes ses faces, si pour nous elle n'était déjà résolue négativement par les observations nombreuses que nous avons recueillies. Cependant, comme nous ne prétendons pas donner notre conviction comme autorité, nous allons exposer rapidement et impartialement les faits qui, dans le quartier du faubourg Saint-Denis, éloignent l'idée de la contagion, et ceux qui militent en sa faveur.

On a dit et répété qu'il était rare de n'observer dans une maison qu'un cas de choléra. Un professeur justement célèbre s'exprimait ainsi dans les leçons qu'il fit au Val-de-Grace vers le milieu d'avril 1832 : « Lorsque le choléra se déclare dans une maison, il affecte presque toujours plusieurs personnes; je ne connais même pas d'exemples de maisons où il se soit borné à un seul individu.... Quand on est appelé pour un cholérique dans une maison, le lendemain, le surlendemain il y a encore deux, trois, quatre malades. » Ces assertions, émises il est vrai au commencement de l'épidémie, ne sont pourtant rien moins que positives; ainsi dans le quartier du faubourg Saint-Denis, sur 424 maisons, 108, ou plus du quart, n'ont eu qu'un seul malade. Si l'on se reporte à notre tableau de l'élévation de la mortalité dans les maisons, on remarquera que 104 maisons n'ont eu qu'un décès, et cependant elles renferment de 3o à 4o habitans chacune. Enfin, en admettant la contagion, comment expliquer pourquoi on ne trouve que 38 maisons à 2 décès, 24 à 3, 8 à 4, 3 à 5? Le contraire, ce nous semble, devrait avoir lieu.

Si dans toutes les maisons où les décès ont été assez nombreux, ces décès s'étaient succédés à de courts intervalles, on pourrait croire à une transmission contagieuse; mais il n'en a pas été ainsi dans le plus grand nombre des cas, car alors ils ont eu lieu à des époques tellement éloignées qu'il faudrait supposer que, semblable au principe de la peste, celui du choléra peut se conserver long-temps sans rien perdre de ses propriétés contagieuses; or cette supposition tombe d'elle-même si l'on fait attention que depuis 1817, époque de l'apparition du choléra vers les bouches du Gange, nos relations commerciales avec cette partie de l'Inde, relations très actives, jamais interrompues, n'ont point importé le fléau asiatique dans nos ports de commerce, fléau qui, chacun le sait, est arrivé par une toute autre voie.

Cependant, dira-t-on, on a observé dans tous les lieux des faits qui tendent à établir cette contagion que vous niez; des familles entières ont disparu, et des maisons ont été dépeuplées. D'accord; des faits de ce genre, et nous sommes loin de vouloir le céler, se sont également offerts aux observateurs dans le quartier qui nous occupe;

mais ils sont en petit nombre et n'ont pas, il nous semble, toute la gravité et toute la force qu'on a voulu leur donner. Dans tous les cas les voici :

Au n° 74 du faubourg Saint-Denis, la femme d'un liquoriste, atteinte du choléra dans les premiers jours d'avril, voit pendant sa convalescence son mari succomber en peu de jours. Au n° 106, la femme d'un ouvrier en pianos est atteinte en avril et se rétablit; lors de la recrudescence de l'épidémie en juillet, son mari et son enfant successivement attaqués succombent. Dans le faubourg Saint-Martin, au n° 187, un marchand de gâteaux, sa femme et leur enfant âgé de 11 ans sont atteints à peu d'intervalles pendant le mois d'août. L'enfant attaqué le second succomba seul. Le portier du n° 229 et sa femme meurent du choléra, la femme le 10 avril, le mari le 13. Au n° 231, le portier, atteint dans les premiers jours d'avril, se rétablit; sa femme succombe le 13. Parmi d'autres faits de cette nature il en est un sur lequel on a beaucoup insisté et que nous ne devons pas passer sous silence ; dans la maison royale de santé, trois infirmières, une fille de bain et une surveillante eurent le choléra ; la surveillante, la baigneuse et une infirmière moururent le 13, le 15 et le 18 avril. En juillet une infirmière fut atteinte, mais se rétablit. Ce sont les seuls cas observés dans le nombreux personnel de médecins, d'élèves et d'employés de tout genre de cet hôpital ; or, admettez la contagion, et les malades auraient dû être plus nombreux. Par la même raison les cas où plusieurs membres d'une même famille, plusieurs habitans d'une même maison ont tous été attaqués du choléra, se seraient plus fréquemment rencontrés dans le cours de l'épidémie, ne se seraient pas bornés à quelques faits isolés; enfin dans notre bureau de secours desservi par 58 personnes, qui certes ont eu de nombreuses et fréquentes communications avec les malades, quelques-unes auraient dû être atteintes, et c'est ce qui n'a pas eu lieu. Bien plus, nous avons souvent vu, et quel est le médecin qui n'a pas observé ces faits? nous avons vu, disons-nous, les femmes, les maris, se prodiguer mutuellement des soins assidus, partager la même couche sans que le malade communiquât son affection au sujet bien portant.

Nous pensons donc que, pour le quartier du faubourg Saint-Denis au moins, on ne peut raisonnablement admettre la contagion comme mode de transmission, et qu'en examinant attentivement les cas où il paraît en avoir été ainsi, ils s'expliquent facilement par le système de l'infection. Ainsi, lorsque dans une famille plusieurs de ses membres ont été successivement affectés de choléra, il est facile de s'en rendre compte, puisque soumis aux mêmes influences de localités, de régime, etc. etc., la cause première du choléra les a trouvés également prédisposés. On conçoit aussi pourquoi certaines maisons ont offert un plus grand nombre de cholériques et de morts, si l'on se rappelle que généralement ces maisons, ainsi que nous avons eu soin de le noter, se font remarquer par leur malpropreté, leur insalubrité, la mauvaise disposition des lieux et l'indigence des habitans.

Des décès dans les hôpitaux.

Nous avons, dans les tableaux, donné le nombre des malades traités à domicile ou dans les hôpitaux, et celui des décès; nous croyons devoir réunir ici ces chiffres et les comparer ensemble.

N° 14. *Tableau des décès à domicile et dans les hôpitaux.*

		Morts.	1 mort sur
Cholériques traités.	A domicile. 510	168	3,03 malades.
	dans le hôpitaux. 154	131	1,17

Ainsi la mortalité dans les hôpitaux, comparée à la mortalité à domicile, a été dans la proportion énorme de 10 à 3 ! Quelles sont donc les causes qui ont pu amener une différence aussi forte ? Les soins ont-ils, dans ces asiles de douleur, été moins bien dispensés ? La science des médecins, le dévouement de ces femmes du pauvre, des religieuses, ont-ils failli aux cholériques ? Non, mais ces causes qui ont annulé les avantages qu'offrent les hôpitaux, nous allons les énumérer.

En première ligne nous plaçons la constitution affaiblie de ceux qui venaient y réclamer des secours : presque tous, en effet, étaient indigens ou dans un état voisin de l'indigence; débilités par la misère et trop souvent par la débauche, ils étaient frappés les premiers par le choléra, et transportés dans les hôpitaux. Ajoutez que dans les premiers jours de l'épidémie, dans ces jours de trouble et de démence populaire, où, non content de nier le fléau, le peuple paraissait le braver en se livrant à des excès de tout genre, les symptômes précurseurs étaient négligés et parfois exaspérés; aussi le cholérique, après un trajet souvent très long, n'entrait dans un hôpital que froid, cyanosé, agonisant enfin et n'offrant que peu ou point de ressources au médecin.

L'encombrement des salles à une certaine époque, a dû nécessairement amener de fâcheux résultats, quoique nous soyons loin de lui attribuer l'état typhoïde qui survenait chez les cholériques aussi bien en ville qu'ailleurs; mais ce qui dut surtout exercer la plus funeste influence, ce sont les impressions morales résultant du séjour dans un lieu où la mort semblait marquer d'un sceau fatal quiconque en franchissait le seuil. Combien la terreur déjà si profonde devait s'accroître, quand autour de soi le malheureux cholérique voyait tomber et disparaître tous ses compagnons d'infortune, quand le lit encore chaud du mort il le voyait remplir par le mourant; et puis périr seul, éloigné des siens, sans une main d'épouse ou de fils qui vienne réchauffer ses membres glacés, soulever sa tête mourante : est-il de plus poignante situation ? Ne nous étonnons donc pas si dans les hôpitaux en dépit de la science et du dévouement, la mort a si largement moissonné les cholériques.

RÉSUMÉ.

La durée de l'épidémie dans le quartier du faubourg Saint-Denis a été de 172 jours.

Pendant ce laps de temps, sur une population de 16,798 habitans, on a compté 664 cholériques et 299 décès : 1 cholérique sur 25,29 habitans; 1 mort sur 56,18.

La moyenne de la mortalité par jour pour la période dite d'invasion (mars, avril, mai, juin) a été de 2,35 morts; pour celle dite de recrudescence (juillet, août, septembre), de 1,04. Ainsi les décès de la première sont à ceux de la seconde comme 5 est à 2.

Le sexe masculin a perdu 1 mort sur 52,30 habitans; le sexe féminin 1 sur 60,23.

L'époque de la puberté n'a pas apporté d'influence appréciable dans la mortalité des deux sexes.

L'époque critique chez les femmes n'a pas agi défavorablement.

La plus grande mortalité s'est rencontrée dans les

deux extrémités de l'échelle des âges, l'enfance et la vieillesse. L'époque de la vie où elle a été la plus faible est celle de 11 à 15 ans.

Les chiffres semblent prouver que contrairement aux opinions les plus accréditées, les professions dites insalubres ont été moins maltraitées que les autres.

Les états qui s'exercent à l'extérieur et qui exigent une grande dépense de forces musculaires ont plus souffert que ceux qui entraînent pour leur exercice peu de mouvemens et la résidence dans les habitations.

La misère et ses suites ont augmenté constamment le nombre des malades et celui des décès : dans le quartier du faubourg Saint-Denis, la classe nécessiteuse a offert plus des sept dixièmes des décès ; la classe moyenne moins des deux dixièmes ; la classe aisée moins d'un dixième.

L'insalubrité des lieux et des choses vient ensuite, et lorsqu'elle se combine avec l'indigence, la mortalité augmente considérablement.

L'aisance des habitans atténue sensiblement l'influence des localités insalubres, et par contre la misère annihile les avantages d'une habitation saine.

Le nombre des malades et celui des morts est plus élevé dans les étages inférieurs que dans les supérieurs.

Le choléra ne paraît pas s'être transmis par voie de contagion. Les faits qui militent en faveur de cette théorie s'expliquent très bien par celui de l'infection.

La mortalité des cholériques dans les hôpitaux, comparée à celle des cholériques traités à domicile, est dans le rapport de 10 à 3.

Cette énorme différence doit être attribuée à la constitution débile des malades presque tous indigens, à l'état avancé de la maladie, aux impressions morales que déterminait le séjour dans une salle de cholériques, à l'encombrement de ces mêmes salles, enfin au transport du domicile à l'hôpital, transport presque toujours funeste quand il était trop prolongé.

FIN.

5ᵐᵉ ARRONDISSEMENT.

QUARTIER DU FAUBOURG SAINT-DENIS.

RELEVÉ GÉNÉRAL

DES DÉCÈS

PAR RUES ET PAR MAISONS

PENDANT LE COURS DE L'ÉPIDÉMIE.

NOTA. Nous avons, dans ce relevé, indiqué l'exposition générale de chaque maison, et dans des colonnes différentes, les décès arrivés pendant les deux époques de l'épidémie, l'invasion (avril, mai, juin), et la recrudescence (juillet, août, septembre).

FAUBOURG SAINT-DENIS.

Nombre des décès pendant

	N^{os} pairs.	L'invasion.	La recrudescence.	Totaux des décès.
OUEST.	4	I	»	I
	I 2 (Passage du bois de Boulogne,	2	2	4
	16	2	I	3
	18	I	»	I
	20	»	I	I
	32	»	I	I
	34	3	»	3
	42 (Pass. de l'Indust.)	»	»	»
	46 (— Brady.)	»	»	»
	52	I	1	2
	56	3	1	4
	58	2	»	2
	60	I	»	I
	62	3	I	4
	64	4	I	5
	66	I	I	2
	68	I	I	2
	74	I	I	2
	78	3	1	4
	84	I	»	I
	86	»	I	I
	88	I	I	2
	90	I	I	2
	98	2	I	3
	106	»	2	2
A reporter.		34	19	53

Suite.   *Nombre des décès pendant*

Nᵒˢ pairs.	L'invasion.	La recrudescence.	Totaux des décès.
Report.	34	19	53
OUEST. 108	1	»	1
112 (maison de santé.)	3	»	3
120	1	»	1
132	1	»	1
138	2	»	2
140	»	2	2
142	»	1	1
146	2	»	2
148	2	»	2
152	5	»	5
154	1	»	1
158	»	1	1
160	2	»	2
166	1	»	1
172	»	1	1
176	»	1	1
178	1	»	1
184	»	1	1
190 et 192	3	»	3
200	»	1	1
210	»	1	1
212	2	1	3
TOTAUX.	61	29	90

FAUBOURG SAINT-MARTIN.

Nombre des décès pendant

	Nᵒˢ impairs.	L'invasion.	La recrudescence.	Totaux des décès.
Est.	3	1	»	1
	5	1	»	1
	11	2	»	2
	13	1	»	1
	15	»	1	1
	17	1	1	2
	21	»	1	1
	23	1	»	1
	27 (impasse de l'égout.)	3	»	3
	29	»	1	1
	31	1	»	1
	35	2	1	3
	39	»	1	1
	45	1	»	1
	53	»	1	1
	55	1	»	1
	61	1	2	3
	67	1	1	2
	69	»	1	1
	73	1	1	2
	77	1	»	1
	79	»	1	1
	85	1	1	2
A reporter.		20	14	34

Suite. *Nombre des décès pendant*

N⁰ˢ impairs.	L'invasion.	La recrudescence.	Totaux des décès.
Report.	20	14	34
Est. 93	»	1	1
97 et 99	2	»	2
101	1	»	1
107	1	»	1
111	1	»	1
115	1	»	1
119	1	»	1
135	3	»	3
137	1	»	1
147	1	»	1
149	1	»	1
151	1	»	1
153	1	»	1
155	1	»	1
157	4	»	4
159	1	»	1
161	1	»	1
171	1	1	2
177	2	1	3
179	1	1	2
181	»	1	1
183	1	»	1
185	»	1	1
187	»	1	1
A reporter.	47	21	68

Suite.   Nombre des décès pendant

N^{os} impairs.	L'invasion.	La recrudescence.	Totaux des décès.
Report.	47	21	68
Est. 193	»	1	1
197	4	»	4
201	»	1	1
203	1	»	1
205	»	1	1
215	1	»	1
217	2	1	3
221	1	2	3
227	1	»	1
229	2	»	2
231	3	1	4
233	2	1	3
235	1	2	3
237	1	»	1
241	»	1	1
243	1	»	1
247	1	»	1
253 et 255	1	1	2
	69	33	102

Boulevard Saint-Denis.

N^{os} pairs.			
Sud. 8	3	»	3
18 (Cité d'Orléans.)	2	»	2
26	»	1	1
	5	1	6

Rue Neuve Saint-Jean.

Suite. *Nombre des décès pendant*

	Nos pairs.	L'invasion.	La recrudescence.	Totaux des décès.
Sud.	8	2	1	3
	12	2	1	3
		4	2	6

Rue Neuve de la Fidélité.

	Nos pairs.	L'invasion.	La recrudescence.	Totaux des décès.
Est.	2	3	»	3
	4	1	1	2
	Nos impairs.			
Ouest.	5	»	1	1
	5 bis.	»	1	1
	5 ter.	»	2	2
	9	2	»	2
		6	5	11

Rue de la Fidélité.

	Nos pairs.	L'invasion.	La recrudescence.	Totaux des décès.
Sud.	2	1	»	1
	4	1	»	1
	12	1	»	1
	16	»	2	2
	18	1	1	2
	22	2	1	3
	28	1	»	1
	Nos impairs.			
Nord.	1	3	»	3
	5	1	1	2
	7	2	»	2
	9	»	1	1
	11	1	»	1
		14	6	20

5

Rue Saint-Laurent.

Suite.   *Nombre des décès pendant*

	N⁰ˢ pairs.	L'invasion.	La recrudescence.	Totaux des décès.
Sud.	4	1	»	1
	6	1	»	1
	8	2	»	2
	12	1	»	1
	14	1	»	1
	24	2	»	2
	26	4	»	4
	30	2	»	2
	32	2	»	2
	N⁰ˢ impairs.			
Nord.	5	1	»	1
	9	2	1	3
	11	1	»	1
	13	1	»	1
		21	1	22

Foire Saint-Laurent.

	Sans numéro.	L'invasion.	La recrudescence.	Totaux des décès.
Sud.		1	»	1
Est.	3	3	»	3
		4	»	4

Rue Neuve-Chabrol.

	N⁰ˢ pairs.	L'invasion.	La recrudescence.	Totaux des décès.
Sud.	2	»	1	1
	6	»	1	1
	8	1	»	1
	10	1	»	1
	N⁰ˢ impairs.			
Nord.	1	1	»	1
	3	1	»	1
		4	2	6

Rue Lafayette,

Suite.

Nombre des décès pendant

Nᵒˢ impairs.	L'invasion.	La recrudescence.	Totaux des décès.
NORD. 55	»	1	1
SUD. 63	1	»	1
NORD. 59	1	»	1
	2	1	3

Rue Château-Landon.

Nᵒˢ pairs.			
OUEST. 16	1	»	1
20	1	»	1
Nᵒˢ impairs.			
EST. 1	»	1	1
7	»	1	1
9	3	2	5
15	1	»	1
	6	4	10

Rue de la Chapelle.

Nᵒˢ pairs.			
OUEST. 2	3	»	3
Nᵒˢ impairs.			
EST. 9	1	»	1
	4	»	4

Rue du Chaudron.

Nᵒˢ pairs.			
SUD. 2 et 4	1	»	1
6	1	»	1
8	1	»	1
	3	»	3

Passage Brady.

Suite. *Nombre des décès pendant*

	L'invasion.	La recrudescence.	Totaux des morts.
Partie couverte	4	»	4
— découverte	1	»	1
	5	»	5

Passage de l'Industrie.

		L'invasion.	La recrudescence.	Totaux des morts.
Nᵒˢ pairs				
SUD.	8	1	»	1
	16	1	»	1
Nᵒˢ impairs.				
NORD.	3	1	»	1
	5	1	»	1
	23	2	1	3
		6	1	7

TOTAL des morts pendant l'invasion. 214

—   —   — la recrudescence . 85

TOTAL des deux périodes. 299

IMPRIMERIE DE E. DUVERGER,

RUE DE VERNEUIL, N° 4.